小胆道
有大故事

沈盛　陶颖◎编绘

汕頭大學出版社

图书在版编目（CIP）数据

小胆道有大故事 / 沈盛，陶颖编绘. -- 汕头：汕
头大学出版社， 2024.1
ISBN 978-7-5658-5217-6

Ⅰ. ①小… Ⅱ. ①沈… ②陶… Ⅲ. ①胆道疾病－诊
疗 Ⅳ. ①R575.6

中国国家版本馆 CIP 数据核字(2024)第033140号

小胆道有大故事

XIAODANDAO YOU DAGUSHI

主　　编：沈　盛　陶　颖
责任编辑：陈　莹
封面设计：乐　乐
出版发行：汕头大学出版社
　　　　　广东省汕头市大学路243号汕头大学校园内　　邮政编码：515063
电　　话：0754-82904613
印　　刷：三河市双升印务有限公司
开　　本：710mm×1000mm　1/16
印　　张：4.75
字　　数：100千字
版　　次：2024 年 1 月第 1 版
印　　次：2024 年 3 月第 1 次印刷
定　　价：48.00 元
ISBN　978-7-5658-5217-6

序一

　　近年，随着人民生活水平和社会医疗水平的日渐提高，胆道良性疾病及胆道恶性肿瘤的发病率逐年上升。其中胆囊结石是影响居国民健康最主要的胆道良性疾病。长期的临床随访数据提示，胆囊结石、胆囊息肉、胆囊腺肌症、胆囊炎、先天性胆道发育异常等良性疾病是胆道恶性肿瘤发生的主要危险因素。由于民众对胆道疾病的认识不足，不重视胆道健康的日常管理，对于胆囊结石、胆囊息肉、胆总管囊肿等良性疾病长期忽视，常常"小病拖大"，容易贻误时机。

　　胆道恶性肿瘤根据肿瘤发生位置可分为胆囊恶性肿瘤，肝内胆管恶性肿瘤、肝外胆管恶性肿瘤，其中，由于恶性程度高、侵袭性强，预后差，相比"癌中之王"的胰腺癌，胆囊癌在众多恶性肿瘤中又有"无冕之王"的称号。胆囊癌全球发病率约为5%，平均中位生存时间约为6个月。胆道恶性肿瘤早期诊断困难，缺乏特异性的临床表现和诊断方法，常常与良性疾病难以鉴别，多数患者确诊时已属晚期，失去根治手术治疗的机会。而全球近1/4的胆囊癌分布在我国，胆囊癌预后又极差，面对如此严峻的形式，强化国民对胆道良性疾病的认识与重视是改善胆道晚期肿瘤预后的重要基础。

　　为响应国家"十四五"国民健康规划要求，针对常见慢性病及重大恶性疾病，本着"预防为主，强化基层"的原则，越来越多的健康科普作品应运而生。《小胆道有大故事》

这本书以漫画的形式，通过医生与患者、医生与胆囊，胆囊与患者的对话，生动诙谐地向读者介绍了常见胆道疾病的症状、诊断方法、治疗手段与预防措施，针对民众对胆囊认知的常见误区逐一解惑。此外，本书还向民众展示了一些胆道新技术、新药物的发展成果。我希望这本科普漫画能够为读者提供科学、专业的胆道健康科普信息，有助于提高对胆道疾病的基本认识，培养良好健康的生活习惯，重视对胆道良性疾病的诊治及随访，实现"早期预防，规范随访，早期发现，及时治疗"。

刘厚宝
复旦大学附属中山医院胆道外科主任，教授
复旦大学附属徐汇医院执行院长
复旦大学附属中山医院胆道疾病中心主任
复旦大学胆道疾病研究所所长
上海胆道微创及材料工程技术研究中心主任

序二

在当前社会医疗水平和人民生活水平提高的大背景下，胆道良性疾病及胆道恶性肿瘤的发病率逐年上升，给人民的健康带来了巨大挑战。长期忽视胆道健康管理往往会导致"小病拖大"的现象，而胆道恶性肿瘤的高度恶性程度和极差预后更给广大患者和医疗系统带来了沉重的压力。

针对胆道良性疾病和恶性肿瘤的严峻形势，我们需要强化公众对胆道健康的认知和重视。通过给民众科普健康知识，提高人们对胆道疾病的基本认识，培养健康的生活习惯，重视良性疾病的诊治及随访，才能减少后期的恶性胆道疾病的发生，从而达到最终实现"早期预防，规范随访，早期发现，及时治疗"的目标。

随着自媒体的迅猛发展，医疗科普的形式、媒介日新月异，我们致力于用新颖有趣的方式传达科学严谨的医学知识，让公众能够更好地了解和预防胆道疾病。《小胆道有大故事》以科普漫画的形式，深入浅出地介绍了胆道系统的解剖结构、生理功能以及胆道疾病的病因与常见症状，通过医生与患者问答的情景解答了患者最关心的胆道疾病什么时候"应该治"、以及"怎么治"的问题，更直观、通俗易懂地向患者展示了胆道疾病的诊治方法，做到科学方法、科学思想、科学精神的广泛传播。

向广大民众进行胆道系统的医疗健康科普的工作任重而

道远，我希望这本科普作品能够引起大家的关注，为大众的健康教育贡献一份力量，让更多人能够享受无疾病的幸福生活。让我们共同努力，让科普健康知识走进千家万户，助力全民健康事业向前迈进。

董健

中华医学会科学普及分会候任主任委员

复旦大学医学科普研究所所长

复旦大学附属中山医院骨科主任，二级教授

主　编：沈　盛　陶　颖

主　审：刘厚宝

副主编：张舒龙　计顺章　王春艳　孙文韬　昝　睿

编　者：王吉文　巩子君　周哲玲　郑博豪　南令西

绘　制：谢婉晴

目 录

01 第一章 藏在身体里的小胆道

11 第二章 生病的胆囊是去是留？

37 第三章 皮肤变黄非小事

63 写在最后的话

第一章 藏在身体里的小胆道

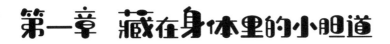

- 小胆道在哪里

- 胆道都有哪些

- 胆道里面有什么

- 胆道与胆量有关吗？

Hello, 朋友们, 你们好, 很高兴在这里见到你们。

首先, 请允许我自我介绍一下, 我叫胆囊, 是你们身体里消化系统的一个重要器官。别看我个头小, 但是作用一点儿也不小。我和我的好伙伴（胆管）一起通过储存、浓缩、排放胆汁, 帮助你每日三餐的食物消化。

接下来, 我将带领你们一起了解和探索胆道系统的奥秘。

你准备好了吗?

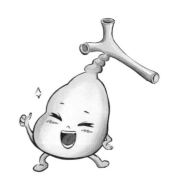

· 胆道的位置

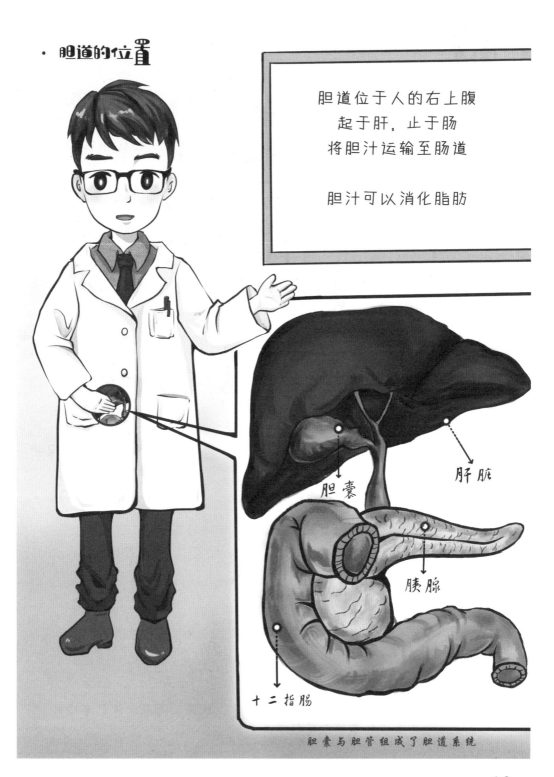

胆道位于人的右上腹
起于肝，止于肠
将胆汁运输至肠道

胆汁可以消化脂肪

肝脏

胆囊

胰腺

十二指肠

胆囊与胆管组成了胆道系统

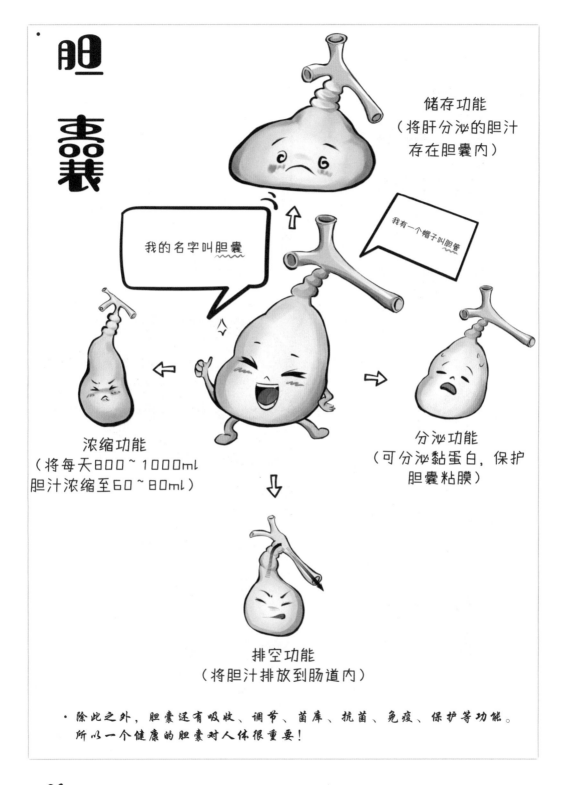

胆嚢

储存功能
（将肝分泌的胆汁
存在胆嚢内）

我的名字叫胆嚢

我有一个帽子叫胆管

浓缩功能
（将每天800~1000ml
胆汁浓缩至60~80ml）

分泌功能
（可分泌黏蛋白，保护
胆嚢粘膜）

排空功能
（将胆汁排放到肠道内）

· 除此之外，胆嚢还有吸收、调节、菌库、抗菌、免疫、保护等功能。
所以一个健康的胆嚢对人体很重要！

· 胆管

胆管被看作是人体的"生命线"

它是胆汁从肝入肠的唯一管道

它极为脆弱，不能受一点风吹草动

胆管的末端是奥狄氏括约肌

它是一道"阀门"

既保证胆汁按需入肠

又保护胆道不被肠道内细菌刺激

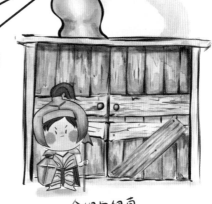

食物与细菌
不得入内！！！

放行！

· 胆汁

正常的胆汁是金黄色的
而不是通常我们以为的绿色

可是为什么我们吐出的胆汁是绿色的呢?

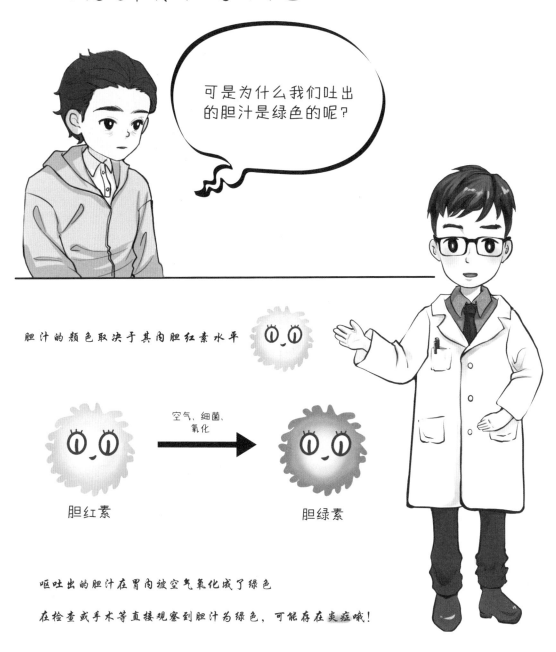

胆汁的颜色取决于其内胆红素水平

空气、细菌、氧化

胆红素 → 胆绿素

呕吐出的胆汁在胃内被空气氧化成了绿色

在检查或手术等直接观察到胆汁为绿色,可能存在炎症哦!

· 胆汁

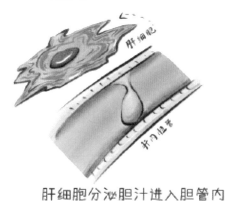

肝细胞分泌胆汁进入胆管内

平时奥狄氏括约肌紧闭
胆汁储存于胆囊

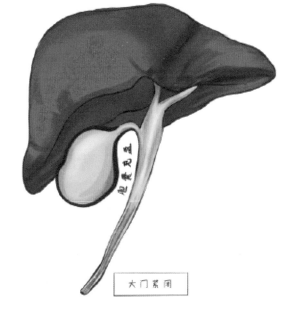

大门紧闭

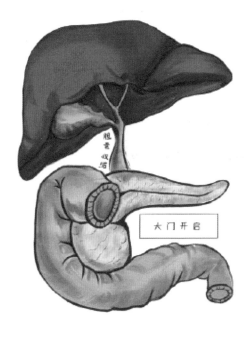

大门开启

进食后

大脑命令 ── ┌ 胆囊收缩
　　　　　　└ 阀门打开

胆汁排入十二指肠中

与食物、脂肪混合
发挥消化作用

· 胆汁

胆汁中最主要的成分是：　水

其他成分还包括：胆盐及胆汁酸、胆固醇、卵磷脂等

其主要作用是：　帮助消化脂肪和脂溶性维生素的吸收

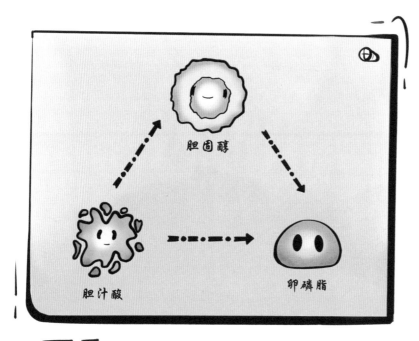

三者比例
一旦失调
就很容易形成结石

胆汁成石的原因一直还不清晰

还有待科学家们努力探索！

· 胆道与胆量有关吗？

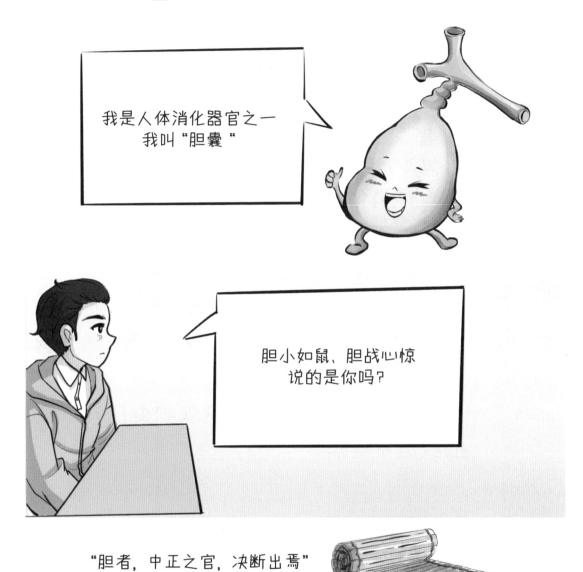

我是人体消化器官之一
我叫"胆囊"

胆小如鼠、胆战心惊
说的是你吗？

"胆者，中正之官，决断出焉"

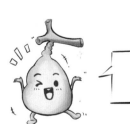

不是特指我哟~
我长的小，不代表"胆子"小哦！

中医理论

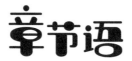

章节语

　　胆道系统对人体非常重要，它负责分泌、储存、浓缩、排放胆汁，帮助人体消化食物，促进对营养的消化吸收。

　　它有着自己的一套流动系统，肝脏给予动力，胆管和奥狄氏括约肌共同一起来调节胆汁的排放，按需运转。

　　朋友们，一定要注意保护自己的胆道系统哦~

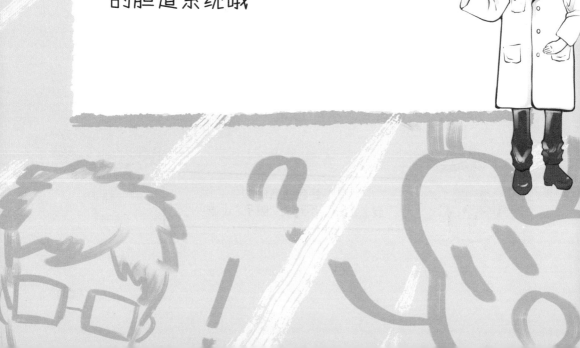

第二章 生病的胆囊是去是留?

- 小胆囊会生哪些疾病?
- 不吃早餐，容易生胆结石吗?
- 胆结石? 胃病? 傻傻分不清楚
- 小胆囊变成了定"石"炸弹?!
- 生病的小胆囊，能靠吃药吃好吗?
- 小胆囊长息肉了，怎么办?
- 该如何治疗小胆囊呢?
- 胆囊没了，身体会变差吗?
- 胆囊没了，美味食物还与我有缘吗?
- 什么是低脂饮食?

通过以上章节，你们是不是已经对我在你们身体中的结构及作用有了进一步的了解呢？

当我健康时，能维持消化系统平衡。可是如果你长期不按时吃饭、休息，或者饮食结构不健康，我就会生病，或生结石，或长息肉。

长此以往，你的身体会发出求救信号，你可能会出现腹胀、腹痛、消化不良。这些不典型的症状可能会被误认为是"胃病"而耽误诊疗。

所以在新的章节里面，将由帅气的沈医生给大家讲述小胆道的大故事，带领大家认识常见的胆囊良性疾病及其治疗手段。

·胆囊结石

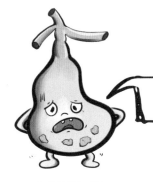

当胆汁中的胆固醇、胆汁酸含量变化就容易形成结石

〈有结石的胆囊〉

胆囊结石是最为常见的疾病之一

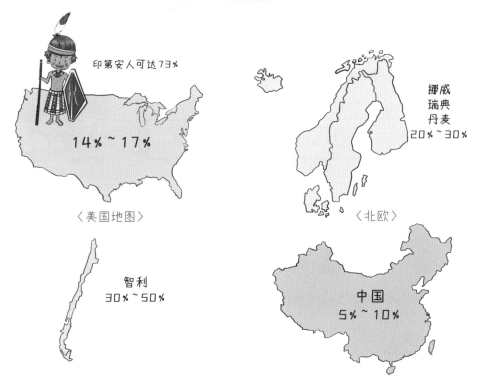

印第安人可达73%

14%~17%

〈美国地图〉

挪威
瑞典
丹麦
20%~30%

〈北欧〉

智利
30%~50%

中国
5%~10%

"相当于10个中国人里就有一个患有胆囊结石哦!"

· 胆囊息肉

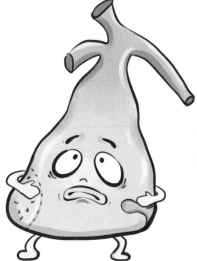

胆固醇结晶附着
于胆囊壁上

⬇

假性息肉，占全部
息肉的80%

胆囊息肉发病率3%~7%

胆囊壁上皮向腔内
异常生长

⬇

真性息肉

真性息肉与腺肌症都是有癌变的风险哦~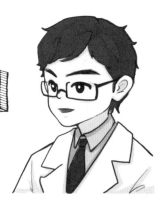

· 胆囊腺肌症/胆囊腺肌瘤

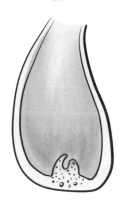

粘膜与肌层均过度增生
胆囊粘膜陷入肌层内

⬇

形成腺肌症

• 胆囊炎

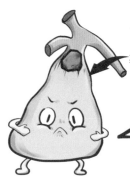

结石卡在胆囊开口的地方了

1~2~1~2~!
让我把肚子里的胆汁排出去呀!

我们会感觉到一阵一阵的绞痛!

胆囊内压力不断升高
黏膜出现破损
胆囊壁就会出现炎症、水肿
甚至化脓、穿孔

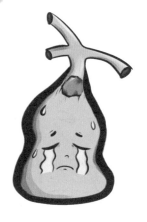

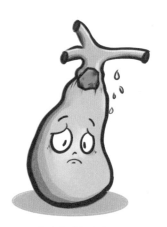

〈炎性渗出〉

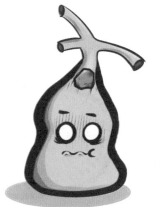

〈壁增厚〉

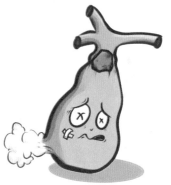

〈穿孔、胆汁外溢〉

当卡着的结石松开时
急性炎症将好转

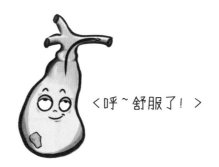

<呼~舒服了!>

但已形成的炎症水肿与损伤
将被炎性细胞浸润
使胆囊壁形成纤维瘢痕
影响胆囊正常的功能

➡️ 胆囊炎
由急性变为慢性

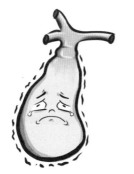

<炎性细胞包围>

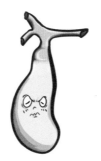

<吸收、瘢痕形成>

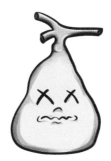

<没力气收缩了>

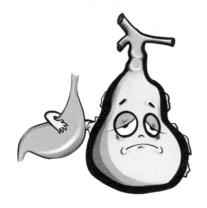

1. 不规则壁增厚
2. 与周围组织粘连致密
形成"黄色肉芽肿性胆囊炎"

它与胆囊癌的表现非常像哦~

· 胆囊癌

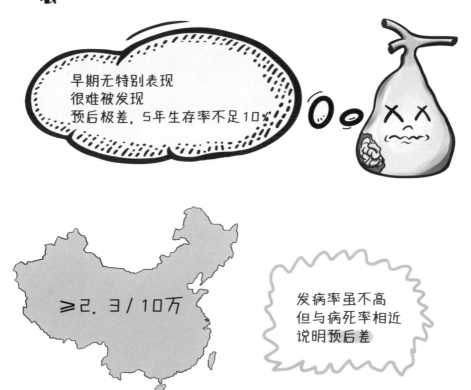

早期无特别表现
很难被发现
预后极差，5年生存率不足10%

≥2.3/10万

发病率虽不高
但与病死率相近
说明预后差

全世界四分之一的胆囊癌
发生在我国

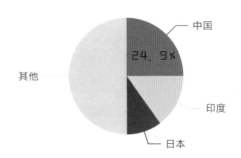

中国
24.9%
其他
印度
日本

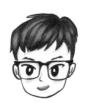

应重视胆囊癌的预防工作！

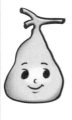

胆囊癌

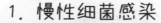
1. 慢性细菌感染
2. 黄曲霉素
3. 地理位置

环境

怎么有这么多因素可能会让我癌变啊？

疾病、基因

生活方式

1. 胆囊结石、息肉、腺肌症
2. 中老年女性
3. 先天性胆胰管异常
4. 炎症性肠病
5. 原发性硬化性胆管炎

1. 糖尿病
2. 肥胖
3. 过甜
4. 饮料

· 不吃早餐，真的容易生胆结石吗？

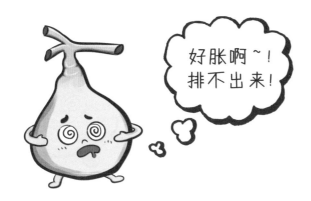

好胀啊~！
排不出来！

早上没有吃东西
大脑就不会给胆囊下
达排放胆汁的命令

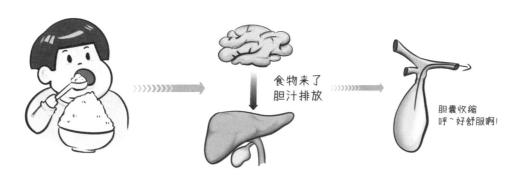

食物来了
胆汁排放

胆囊收缩
呼~好舒服啊！

食物进入后，胆囊就会开始收缩将胆汁排放至肠道，消化食物

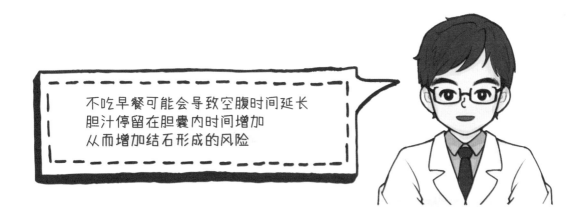

不吃早餐可能会导致空腹时间延长
胆汁停留在胆囊内时间增加
从而增加结石形成的风险

不吃早餐，真的容易生胆结石吗？

那么，问题来了 **?**

有个人晚上12点吃夜宵，早上11点吃午饭
另一个人 晚上6点吃晚饭，早上日点吃早饭

谁空腹时间更长？谁的胆囊负担更重呢？

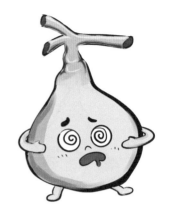

空腹时间过长，会增加胆结石形成的风险
尚无证据表明不吃早饭容易生结石
但规律吃早餐可以预防胆结石

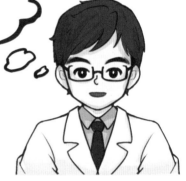

目前明确的胆结石风险因素有：
年龄、性别、肥胖、代谢疾病、
缺乏运动、营养过度
饮食的作用并不明显

建议大家作息规律，饮食均衡，适当锻炼哦！

·胆结石？ 胃病？ 傻傻分不清楚

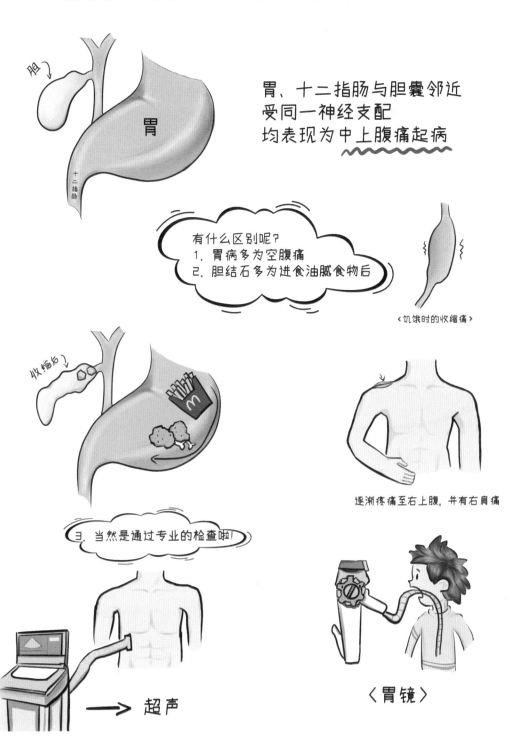

胆

胃

十二指肠

胃、十二指肠与胆囊邻近
受同一神经支配
均表现为中上腹痛起病

有什么区别呢？
1. 胃病多为空腹痛
2. 胆结石多为进食油腻食物后

〈饥饿时的收缩痛〉

收缩后

逐渐疼痛至右上腹，并有右肩痛

3. 当然是通过专业的检查啦！

→ 超声

〈胃镜〉

· 小胆囊变成了定"石"炸弹？！

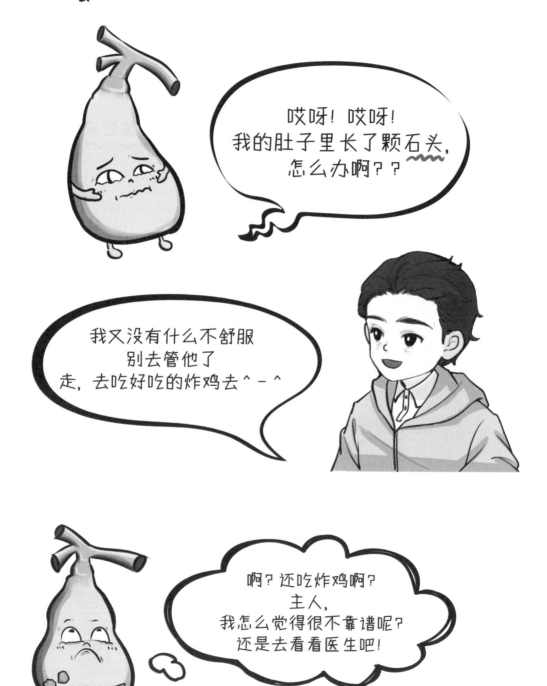

哎呀！哎呀！
我的肚子里长了颗石头，
怎么办啊？？

我又没有什么不舒服
别去管他了
走，去吃好吃的炸鸡去＾－＾

啊？还吃炸鸡啊？
主人，
我怎么觉得很不靠谱呢？
还是去看看医生吧！

·小胆囊变成了定"石"炸弹？！

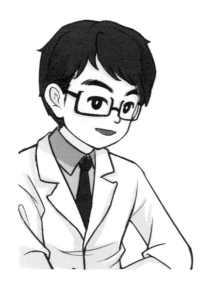

结石的出现
说明体内内平衡被破坏
胆囊的健康已经亮了黄灯

可不要小看这一颗小结石

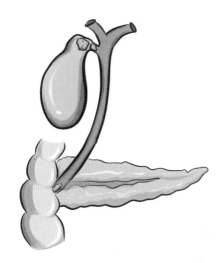

卡在胆囊管口
会出现胆绞痛、胆囊炎
引起剧烈的腹痛

而卡在胆管出口
则会引起胆管炎、胰腺炎
严重的甚至会危及生命

长期的结石刺激胆囊
还可能会引起癌变！

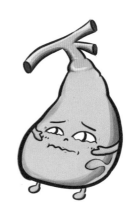

·生病的小胆囊，能靠吃药吃好吗？

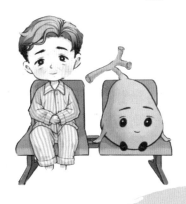

我的主人总算带我来看医生了 ^-^
超声显示我的肚子里果然有石头！！
怎么办？

1. 有症状

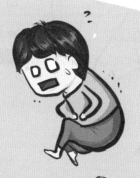

2. 结石嵌顿

3. 合并息肉等

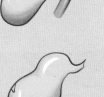

4. 胆囊壁增厚

这些都建议手术切除哦！

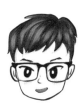

· 生病的小胆囊，能靠吃药吃好吗？

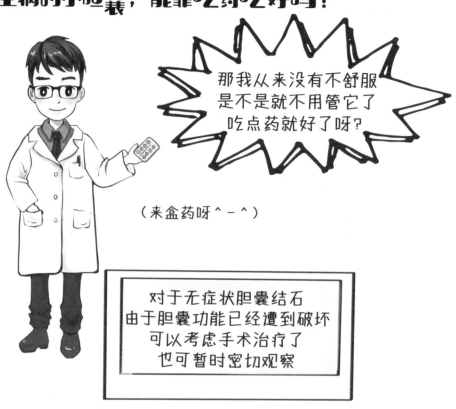

那我从来没有不舒服
是不是就不用管它了
吃点药就好了呀？

（来盒药呀^-^）

对于无症状胆囊结石
由于胆囊功能已经遭到破坏
可以考虑手术治疗了
也可暂时密切观察

药物对于大多数胆囊结石效果不明确
少数的胆固醇性小结石可以服用熊去氧胆酸来治疗

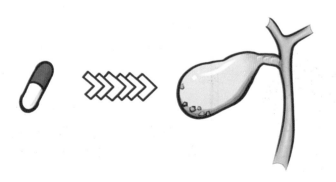

·小胆囊长了息肉，怎么办？

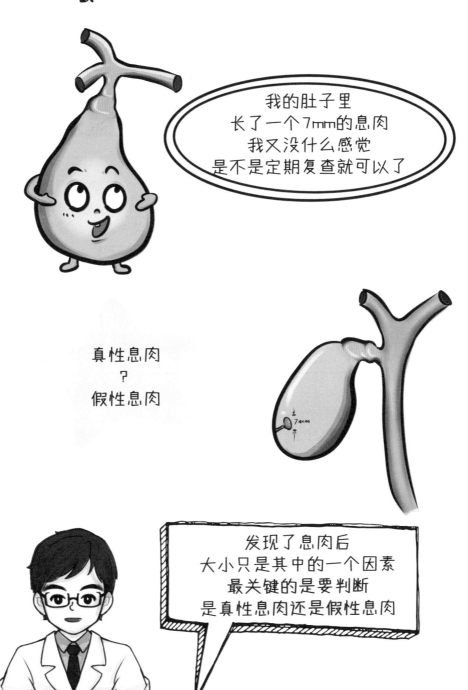

我的肚子里
长了一个7mm的息肉
我又没什么感觉
是不是定期复查就可以了

真性息肉
？
假性息肉

发现了息肉后
大小只是其中的一个因素
最关键的是要判断
是真性息肉还是假性息肉

· 小胆囊长了息肉，怎么办·？

真性息肉，如腺瘤性息肉
癌变风险高

假性息肉，如胆固醇性息肉
恶变风险极低

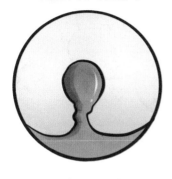

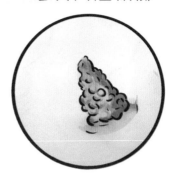

肿瘤性息肉

胆固醇性息肉

通常超声判断，需结合大小、数目、基底、有无血流等

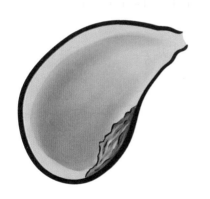

直径大，单发
宽基底，有血流

应警惕！

一般来说，
大小超过1cm或6mm以上的
真性息肉即建议手术治疗

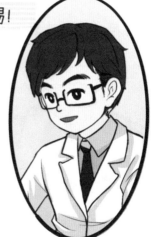

• 该如何治疗小胆囊呢？

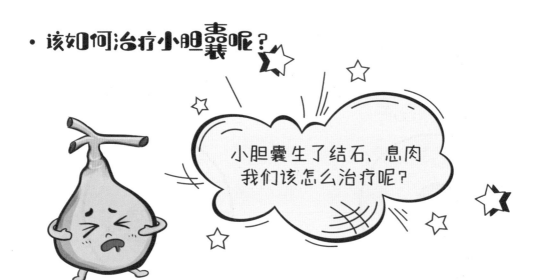

小胆囊生了结石、息肉
我们该怎么治疗呢？

生了病的胆囊，其健康已经被破坏

①还会不停的形成结石

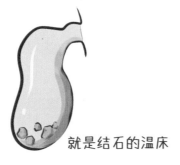

就是结石的温床

②滋生的细菌，引发炎症

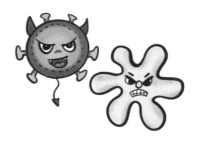

③结石与炎症刺激，可致癌变

因此，绝大多数的胆道医生都
建议及时手术切除生病的胆囊哦！

● 治疗方式这么多，该怎么选？

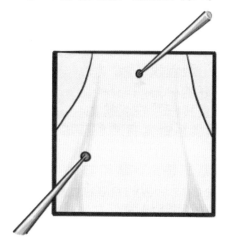

三孔法
腹腔镜下胆囊切除术（LC）

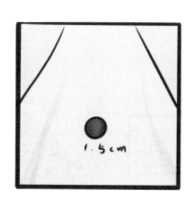

1.5cm

单孔法
腹腔镜下胆囊切除术

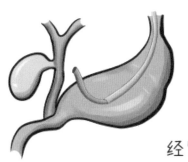

经自然腔道胆囊切除术（NOTES）

经胃镜方式

腹腔镜下胆囊切除术
是目前治疗
胆囊良性疾病的金标准

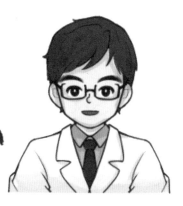

● 胆囊没了，身体会变差吗？

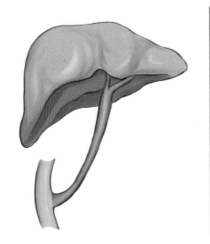

胆囊没了后，
肝脏分泌的胆汁
将直接积聚在胆管内
到一定程度后就直接排到肠道内

这种状态在人体适应前，
少数人会出现一段时间的腹胀、
腹泻情况

这是正常现象，不用太担心哦！

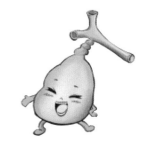

听说胆囊切了后
1. 人会很容易生消化道的肿瘤？
2. 在胆管里长新的石头？

是不是这样啊？

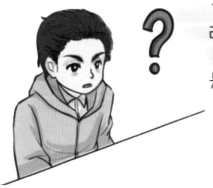

● 胆囊没了，身体会变差吗？

误区：
早年有文献研究发现
结肠癌患者中切除胆囊的更多
从而认为切除胆囊的人会容易发结肠癌

很多消化道肿瘤与胆囊结石有着共同的危险因素

环境因素、吸烟、饮食等

胆汁酸代谢、微生物代谢紊乱

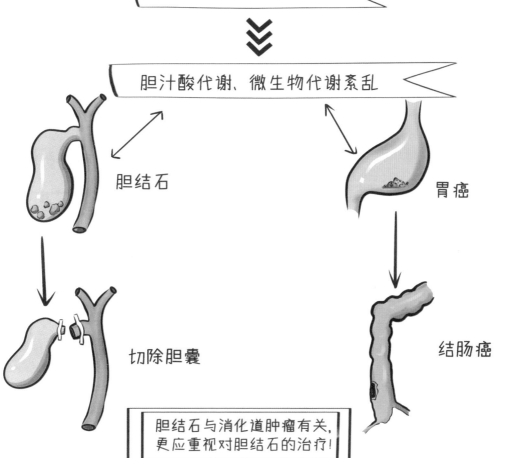

胆结石

切除胆囊

胃癌

结肠癌

胆结石与消化道肿瘤有关，
更应重视对胆结石的治疗！

胆囊没了，身体会变差吗？

误区：
胆囊切除后，
胆管内更容易形成结石了

结石形成的原因很多，
但与单纯的胆囊切除并无关联

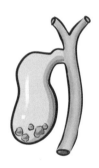 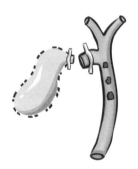

但能形成胆囊结石的因素同样可能形成胆管结石

还是应该更注重健康的饮食、生活方式
这样才能更有助于预防哦!

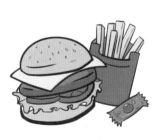 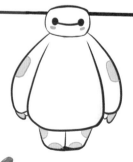 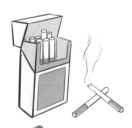

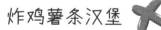 炸鸡薯条汉堡 肥胖 吸烟

· 胆囊没了，美味食物还能吃吗？

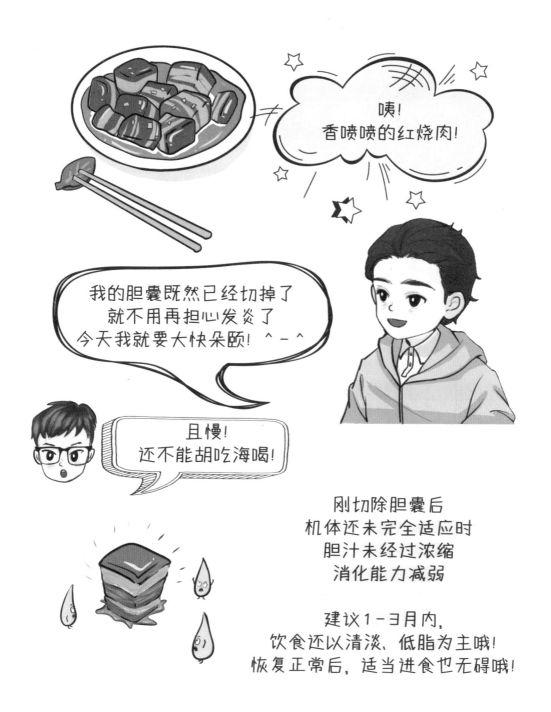

唉！
香喷喷的红烧肉！

我的胆囊既然已经切掉了
就不用再担心发炎了
今天我就要大快朵颐！ ^ - ^

且慢！
还不能胡吃海喝！

刚切除胆囊后
机体还未完全适应时
胆汁未经过浓缩
消化能力减弱

建议1-3月内，
饮食还以清淡、低脂为主哦！
恢复正常后，适当进食也无碍哦！

什么是低脂饮食？

红烧肉

炸鸡腿

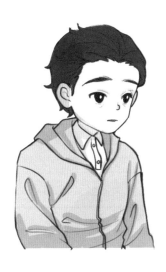
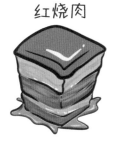
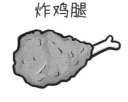

好像好吃的都不能吃ＴＴ
以后我是不是不能吃肉了？

低脂饮食不是不能吃肉,
主要是要注意烹饪方式
避免肥肉和重油
脂肪总量控制在50g以下

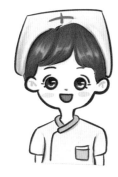

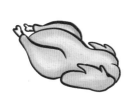
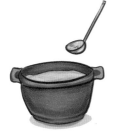
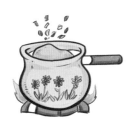

去肥皮 √　　　汤去油 √　　　以蒸、煮、炖为主 √
　　　　　　　　　　　　　　　避免炸、煎等 Ｘ

章节语

　　胆囊虽小，作用可不小，一旦胆囊出现问题，就可能影响整个身体，腹痛、腹胀、消化不良、恶心呕吐等症状都可能会找上来。

　　就算是小小的胆囊发炎，也常常令人们寝食难安，一天几次的来医院看我。若是诱发胆囊癌，更是极为严重。

　　朋友们，如果小胆囊出现了问题一定要积极地处理，可不要得过且过哦！

第三章 皮肤变黄非小事

· 皮肤变黄需警惕

· 小石头造成大隐患

· 微创治疗如何选

· 什么是T管

· 治疗胆石症的新武器

· 这种疾病虽少见，却容易癌变

· 胆管为什么会狭窄

· 高级别瘤变是癌吗？

· 晚期胆道肿瘤并非束手无策

· 什么是胆道内支架？

认识了这么多胆囊良性疾病，大家是不是认为胆道疾病只是小事呢？

那你可就掉以轻心了。研究发现，胆囊结石、慢性胆囊炎、胆囊息肉等胆囊良性疾病是引发胆道恶性肿瘤的重要危险因素，也就是说小病不及时处理，容易拖出大问题！

尽管胆道恶性肿瘤发病率较低，但恶性程度较高，五年生存率仅为5%，中位生存时间仅为6个月。鉴于社会长期对这种疾病认识不足，容易贻误治疗时机。

因此，接下来的章节我会给大家介绍常见胆道恶性肿瘤的高危因素、表现和诊疗方法，帮助大家识别恶性肿瘤的早期危险信号。

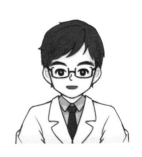

·皮肤变黄需警惕

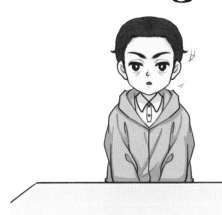

沈医生，我最近发现，我的皮肤变黄了。连小便颜色也变深了。我是不是得了肝炎了？

什么是黄疸？
〈胆红素过高引起的皮肤、巩膜黄染〉

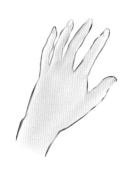

〈皮肤黄染〉

〈巩膜黄染〉

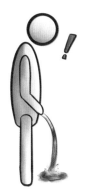

〈小便颜色加深〉
（酱油尿）

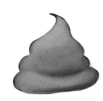

〈大便发白〉
（陶土样）

· 皮肤变黄需警惕

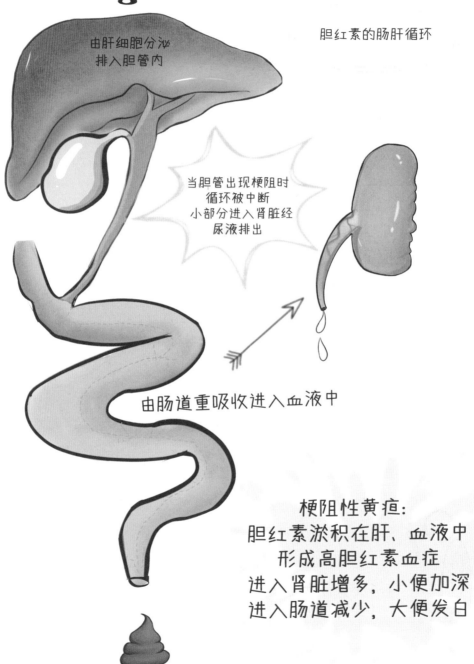

由肝细胞分泌
排入胆管内

胆红素的肠肝循环

当胆管出现梗阻时
循环被中断
小部分进入肾脏经
尿液排出

由肠道重吸收进入血液中

梗阻性黄疸:
胆红素淤积在肝、血液中
形成高胆红素血症
进入肾脏增多,小便加深
进入肠道减少,大便发白

小部分经粪便排出

· 病因

作为"生命线"的胆管，极为脆弱

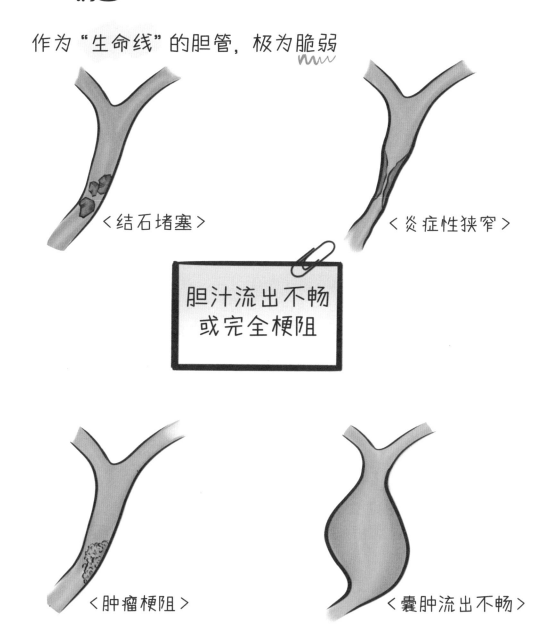

<结石堵塞>

<炎症性狭窄>

胆汁流出不畅
或完全梗阻

<肿瘤梗阻>

<囊肿流出不畅>

一点风吹草动，就可能影响胆汁流出，从而引起黄疸

· 部位

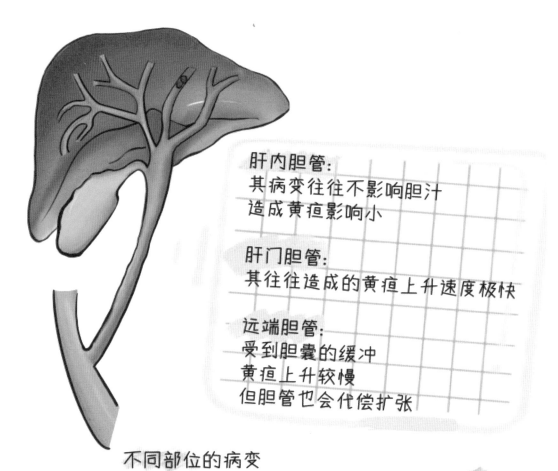

肝内胆管：
其病变往往不影响胆汁
造成黄疸影响小

肝门胆管：
其往往造成的黄疸上升速度极快

远端胆管：
受到胆囊的缓冲
黄疸上升较慢
但胆管也会代偿扩张

不同部位的病变
其病变的程度、性质、治疗方式均存在差异

因此，首先应明确具体什么部位出现了问题！

· 小石头造成大隐患

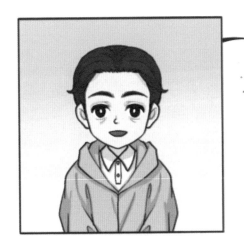

体检发现胆总管结石
我又没什么不舒服
可以不管它吗？

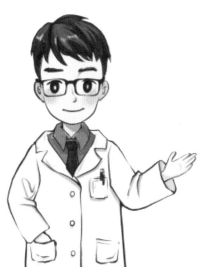

需不需要处理，
还是要看它是否有危险。
主要还是取决于结石的部位和大小

· 小石头造成大隐患

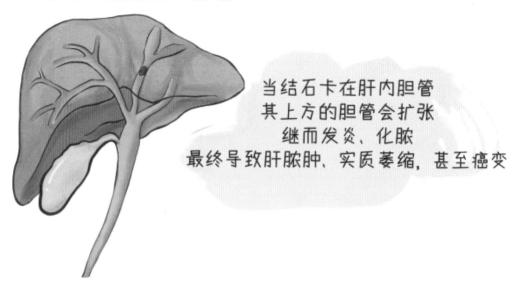

当结石卡在肝内胆管
其上方的胆管会扩张
继而发炎、化脓
最终导致肝脓肿、实质萎缩，甚至癌变

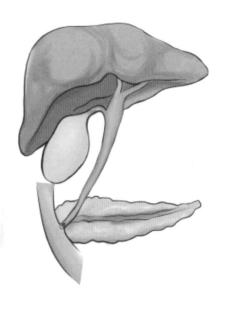

当结石卡在胆管开口
胆汁与胰液均可能堵塞
继而出现腹痛、黄疸
发生胆管炎、胰腺炎
起病急骤、病情危重
严重者甚至危及生命

· 微创治疗如何选

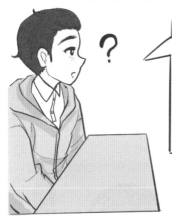

既然需要治疗
有些人说可以内镜手术，有些人说需要开大刀，也有些人说可以做"打洞"的手术

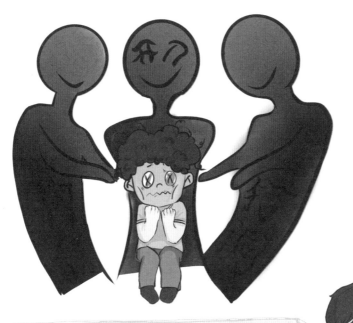

这个同样是根据结石的位置、大小、胆管的直径、有无癌变风险等来选择的，不能一概而论

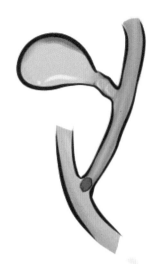

一般来说
当结石数量少，胆管直径小于5mm时
可以考虑通过内镜治疗
既能取出结石，也不影响乳头功能

如果胆总管内多发结石
胆管直径超过1cm
特别还合并有胆囊结石时
推荐"打洞"手术
腹腔镜胆囊切除术及胆管切开取石术

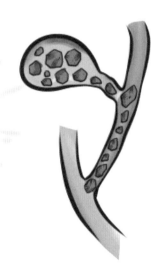

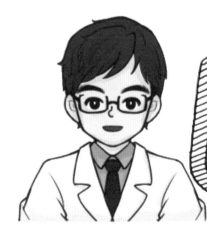

如果胆管结石出现急性发作
应立即急诊就诊，积极处理
如果胆管结石合并癌变可能
也应限期及时治疗

什么是T管

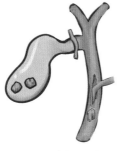 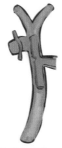 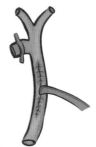

这根长长的T型乳胶管叫做"T管"
通常会在胆管探查后的胆管内放置，并引至体外

其作用是 引流胆汁和支撑胆管

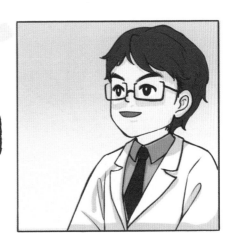

必须等到足够的时间才能拔除！

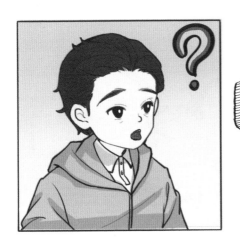

那一般要多久才能拔掉呢？

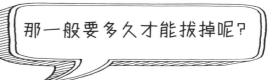

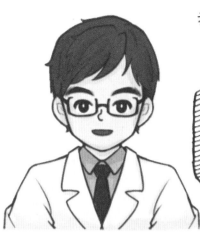

我们需要等到T管窦道形成完整
一般至少要6~8周以后

如果窦道尚未形成完整
提早拔除，可能会导致胆汁外溢至腹腔
很可能需要手术才能解决
所以，拔T管只能晚不能早哦!

我们可以通过T管窦道
行胆道镜检查
进行取石、碎石、活检、扩张等

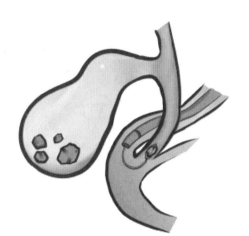

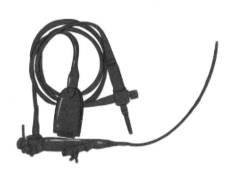

提醒：T管长期留置，可能会导致胆汁大量丢失
引起电解质紊乱、消化道不适等

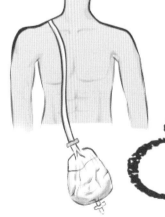

因此，应配合医嘱
及时抬高T管
或是夹闭T管

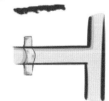

· 治疗胆石症的新武器——经皮胆道镜取石

前面提到了内镜、腔镜等方式，但不是所有的病人都适合

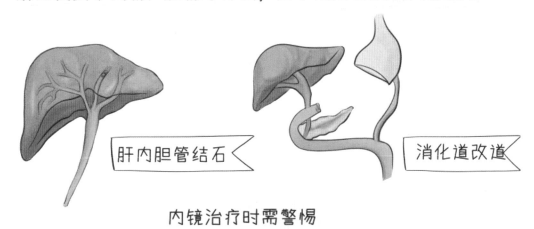

肝内胆管结石 ⟨   消化道改道 ⟨

内镜治疗时需警惕

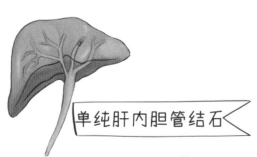

单纯肝内胆管结石 ⟨

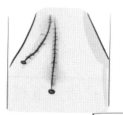

多次腹部手术史 ⟨

腔镜手术也需谨慎选择   穿刺鞘管

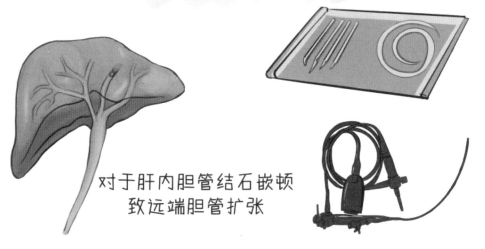

对于肝内胆管结石嵌顿
致远端胆管扩张

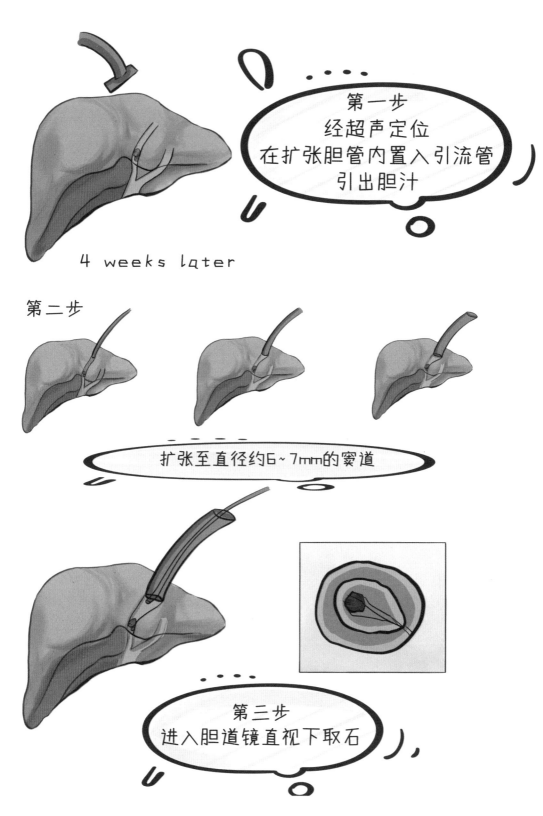

·这种疾病虽少见，却容易癌变

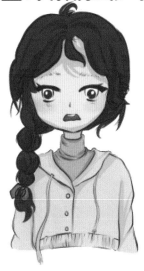

医生啊，
我最近总是上腹部隐隐作痛
医院检查说是
"胆总管囊肿"！！
囊肿不就是水泡吗？应该没什么吧？

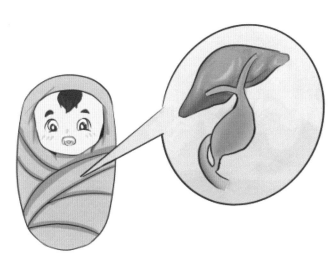

这是一种先天性疾病
表现为胆管局限性扩张
主要发生于婴幼儿

它往往以腹痛、发热等非典型症状为主
生活中容易被忽视
不少成年人都是在体检才发现的

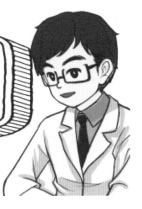

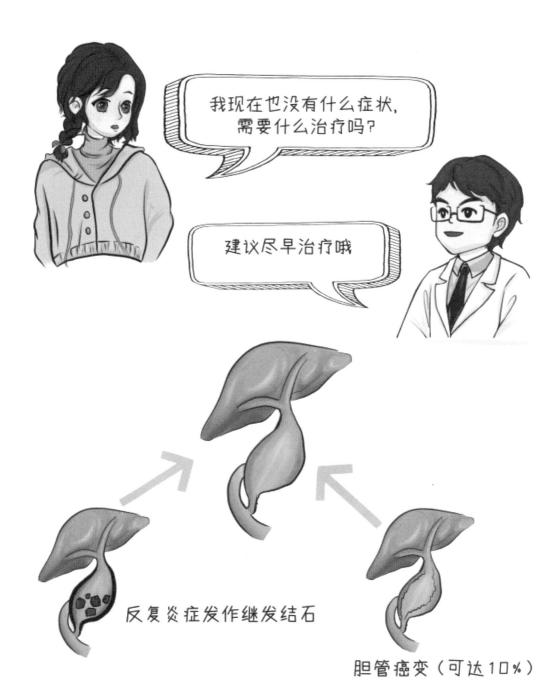

反复炎症发作继发结石

胆管癌变（可达10%）

目前手术是唯一的治疗方法
微创治疗（全腔镜下胆管囊肿切除）
也已经越来越成熟，创伤小，恢复快

· 胆管为什么会狭窄

胆管是人体的生命线
一旦胆管不通畅
人体就会出现问题

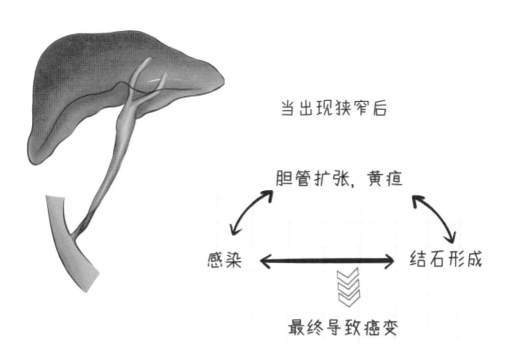

当出现狭窄后

胆管扩张，黄疸

感染 ←→ 结石形成

最终导致癌变

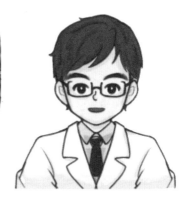

因此，胆管狭窄应积极治疗
不能待其癌变后再处理
否则就为时已晚

· 狭窄的病因

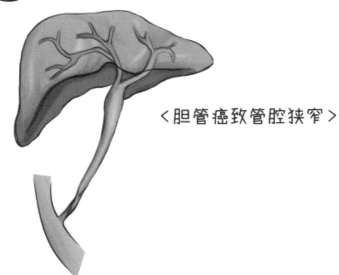

<恶性狭窄>

<胆管癌致管腔狭窄>

<良性狭窄>

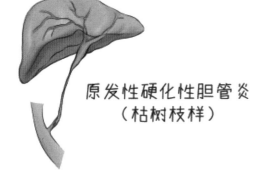

原发性硬化性胆管炎
（枯树枝样）

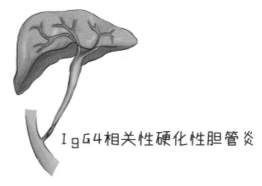

IgG4相关性硬化性胆管炎

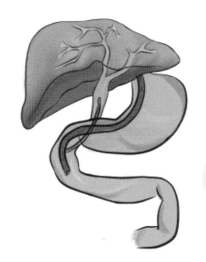

Spyglass可以直视胆管
提高胆管狭窄的诊断准确性
诊断与治疗一体

高级别瘤变是癌吗？

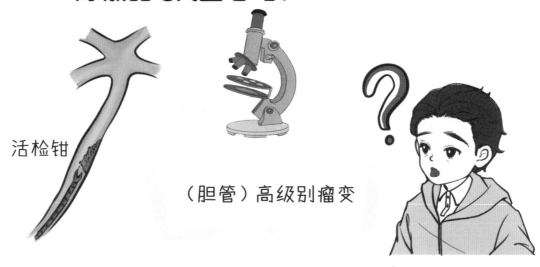

活检钳

（胆管）高级别瘤变

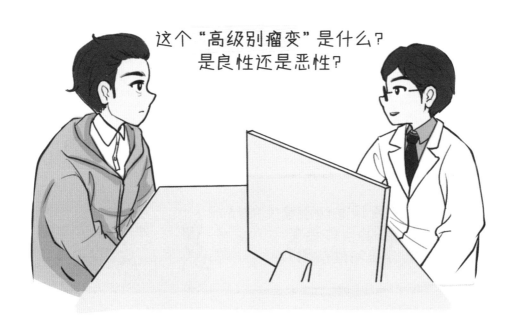

这个"高级别瘤变"是什么？
是良性还是恶性？

这是一种病理诊断中的术语
胆管上皮内瘤变（BilIN）可分为低级别与高级别两种
高级别瘤变被视为癌前病变，甚至最早期的癌症

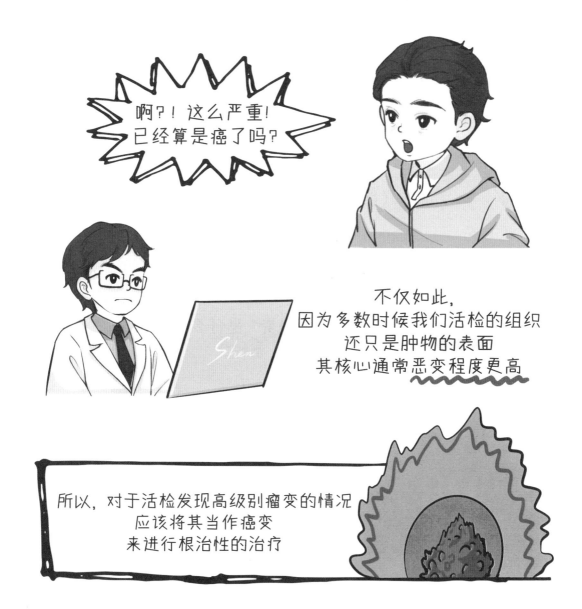

啊？！这么严重！
已经算是癌了吗？

不仅如此，
因为多数时候我们活检的组织
还只是肿物的表面
其核心通常恶变程度更高

所以，对于活检发现高级别瘤变的情况
应该将其当作癌变
来进行根治性的治疗

当然，如果整个肿瘤组织都只是高级别瘤变的话
基本上长期随访就可以了。

· 面对晚期胆道肿瘤，我们并非束手无策

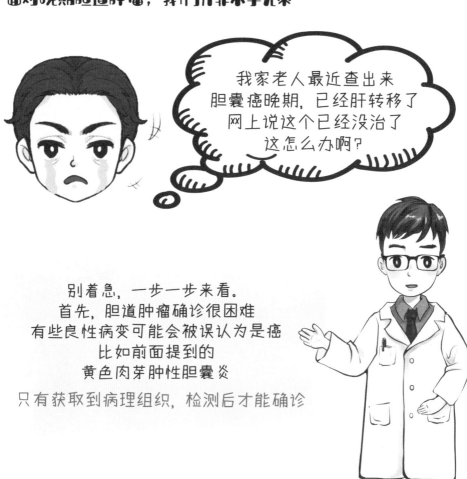

我家老人最近查出来
胆囊癌晚期，已经肝转移了
网上说这个已经没治了
这怎么办啊？

别着急，一步一步来看。
首先，胆道肿瘤确诊很困难
有些良性病变可能会被误认为是癌
比如前面提到的
黄色肉芽肿性胆囊炎

只有获取到病理组织，检测后才能确诊

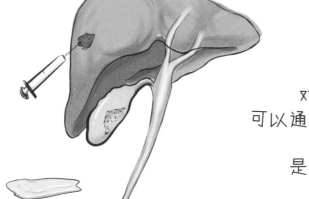

对于肝转移者
可以通过超声引导下穿刺
从而明确
是否为转移性癌

就算是明确了胆囊癌肝转移
目前医学上还是又很多治疗手段的

化疗：吉西他滨、铂类等

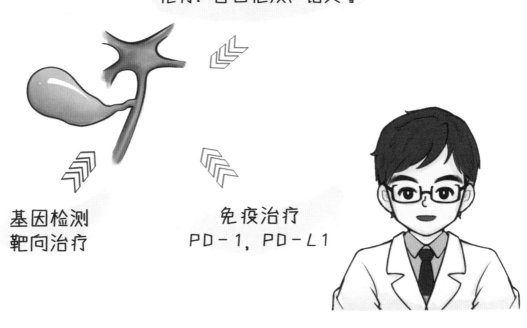

基因检测
靶向治疗

免疫治疗
PD-1，PD-L1

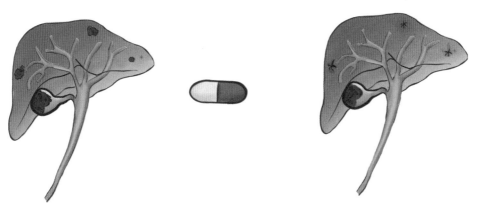

目前还是有不少成功的案例
经过"靶化免"治疗后，肿瘤消失或达到可手术的标准

● 什么是胆道内支架？

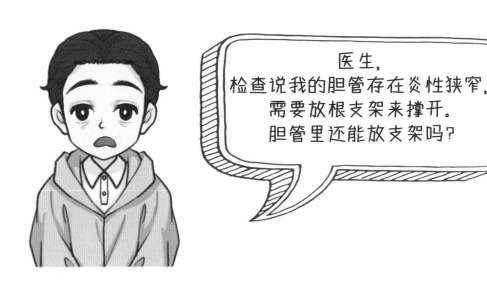

医生，
检查说我的胆管存在炎性狭窄，
需要放根支架来撑开。
胆管里还能放支架吗？

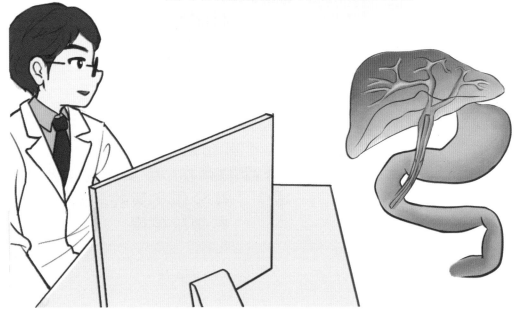

首先，
我们要分清楚胆管狭窄的原因。
不少炎性狭窄确实
是可以通过放置支架来治疗的。

·不同的支架作用也不同

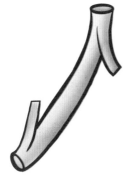

这种是塑料支架
用于临时引流
如胆管结石、炎性狭窄等
在放置一段时间后需取出
否则还会出现堵塞等

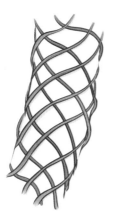

这种是裸金属支架
多用于永久性引流
如晚期肿瘤所致的胆管堵塞等
此类支架因置入后几乎无法取出
应谨慎使用!
多在明确无手术机会时才考虑

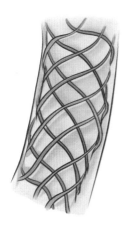

还有金属覆膜支架
其由于膜的存在,使其可被取出
减少了裸金属支架的风险
更常被使用

·随着材料的开发，支架也有了新的进步

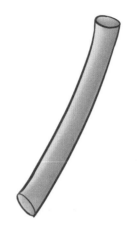

可降解支架
能在体内一定时间后逐渐降解
既起到了治疗作用
又在治疗后能自行降解
避免了二次内镜取出的痛苦

比如目前正在研发的可降解镁金属支架

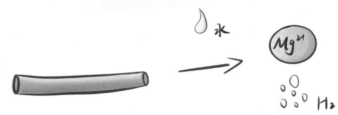

其可根据材料的不同比例来调控其降解的时间，
同时降解后的产物为镁离子与氢气，
不仅是人体需要的元素，无毒无害，
甚至可诱发免疫、抗菌、抗肿瘤等效果。

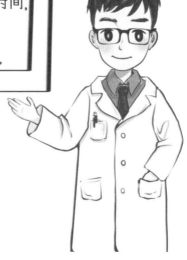

敬请期待哦！

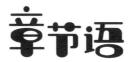

章节语

胆管是人体唯一的生命线。一点点的异常就会明显地影响肝胆功能。

胆管结石、狭窄、扩张等都会导致胆汁排出不畅，出现腹痛.黄疸等症状，而外科手术，内镜、介入等治疗方式也应根据不同的病情而决定。

朋友们，胆管病变的治疗方式很多，一定要选择合适的方式哦！

写在最后的话

大家好，我是胆道外科沈医生。

人体疾病一般可以分为几个阶段，其中最早的阶段就是预防阶段。这个阶段如果做得好，就能最大程度地避免疾病发生。疾病是由于先天因素和后天环境共同造成的，如果把人比作一辆小轿车的话，先天因素就像是出厂设置，在拿到手后已经注定，无法更改。而后天环境，则像是开车习惯、平时开车走的路况以及车龄等，开车习惯不好、路况很差都可能会增加汽车出问题的风险。最为重要的就是要定期做保养。人体也是一样，自己平时生活习惯不好，还经常挑战些危险的事情，那疾病就很容易找上来。定期体检就是预防阶段的关键，40岁以上人群建议定期体检筛查，有危险因素者应有针对性地检查，比如已经发现有胆结石的朋友们就应该经常来看看我。

写在最后的话

在定期体检中发现身体出现的各类小问题，就要进行针对性的处理，这就是疾病的早治阶段。这就好比车子保养时发现什么问题，就要及时维修。错过了早治阶段后，就到了不得不治的阶段。在这个阶段，比如发现了胃癌、结肠癌等，需要尽快手术；再比如急性胆囊炎、胃溃疡穿孔等，需要立即手术。这时我们就已经丧失了主动权，相当于把身体交给疾病的发展，医生能做的，是和疾病进行一场竞赛，看看现有的医疗是否能赢过它，比如急性胆囊炎我们急诊切除胆囊；胃癌肠癌，我们做一个肿瘤的根治手术。虽然医学技术在不停地进步，医疗效果也算很好，绝大多数的急诊和肿瘤病人都能得到合适的治疗，赢面还比较大。但是我们能做的仍然很有限，输给晚期肿瘤的情况也是屡见不鲜的。

写在最后的话

　　因此，我希望通过这样的形式能够提醒所有读者朋友们，注重自己的身体，就像注重自己的私家车，注重自己的家，注重自己的财产，注重自己的爱情一样。车要定期保养，家要经常整理，财产要经常盘点，爱情要经常呵护，人的身体同样是要经常的检查，并对它要了如指掌。保持良好的生活习惯，将疾病拦在早治阶段，争取让我们外科医生早日无病可治，无刀可开。

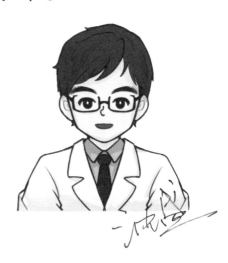